RÉFORME

DE

L'ART DE GUÉRIR

Commandée par l'expérience et l'observation pratique;

SUIVIE

DU MODE UNIQUE QUE PRÉSENTE L'ÉTAT ACTUEL DE LA SCIENCE POUR TRAITER LES MALADIES AVEC AUTANT DE RÉGULARITÉ QUE DE CERTITUDE DE SUCCÈS; AVEC LES MOYENS DE FAIRE ADOPTER PAR TOUTES LES NATIONS L'UNITÉ DE LA MÉDECINE PRATIQUE ET DÉTRUIRE LES RESSOURCES FALLACIEUSES DE L'EMPIRISME;

PAR

LE DOCTEUR RUCCO,

Membre du Collège royal des médecins de Londres, et de plusieurs Sociétés médicales de l'Europe et de l'Amérique, ex-professeur d'anatomie et de physiologie comparée au Collège royal de médecine et chirurgie de Naples, auteur de plusieurs ouvrages de médecine, etc.

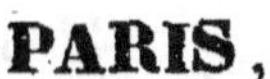

PARIS,

IMPRIMERIE DE MADAME DE LACOMBE,

RUE D'ENGHIEN, 12.

—

1841.

Une révolution s'opère dans la science médicale. Tandis que le philosophe impassible attend que le flambeau de la vérité vienne l'éclairer et le fixer, la doctrine ancienne et la doctrine nouvelle se disputent avec instance le domaine de la confiance publique ; la vivacité de l'esprit d'intérêt soulève des discussions où, malheureusement, l'aigreur ne ménage ni les hommes les plus instruits, ni les maximes consacrées par le temps et la tardive expérience ; les passions aveuglent, au lieu de s'expliquer avec décence et sagesse, elles se heurtent, s'enveniment, et loin de produire un fait utile, elles obligent les esprits calmes à fuir le théâtre de leurs excès.

Dans un tel état flagrant de la médecine, il était nécessaire qu'une main habile s'imposât la tâche, difficile et honorable, de nous donner, par l'application des méthodes analytiques, la solution du problème ; il fallait qu'un praticien, connu par de bons ouvrages, vînt nous montrer les lois simples et constantes auxquelles sont assujettis le mécanisme de nos organes, le principe de la vie et l'altération de ses causes primordiales, pour nous apprendre à démêler le vrai d'avec le faux, à rejeter les moyens fallacieux de l'empirisme et à entrer franchement dans la voie de l'expérience. Tel est le but que s'est proposé d'atteindre M. le docteur Rucco, en se chargeant de cette entreprise, aussi difficile qu'elle est louable. Possédant à fond toutes les théories vantées ou adoptées depuis la réforme du grand Hippocrate, ayant suivi les auteurs les plus célèbres dans les développemens les plus intimes de leurs écrits et de leurs prescriptions ; après avoir professé à l'Université de Naples, il a voulu s'assurer par lui-même de l'action des médicamens sur l'homme dans les différentes températures, et connaître tous les praticiens distingués de son temps. A cet effet, il a exercé la médecine en Amérique, en Angleterre, en Hollande, en Belgique, en

Suisse, en Italie et en France; il a comparé entre eux les divers systèmes qui régissent le monde médical, et après avoir jugé, sans prévention comme sans aigreur, l'ancienne et la nouvelle médecine dans leurs ressources et dans leurs moyens, il a écrit le livre que nous proposons par souscription.

Résultat de longues méditations et d'une expérience de près de quarante ans, acquise au lit des malades, fruit des investigations les plus minutieuses et d'une conscience pure, essentiellement amie des hommes, cet ouvrage résume toutes les vérités sacramentelles de la science; il combat l'erreur jusque dans ses derniers retranchemens, et démontre l'importance de l'homéopathie sagement modifiée, de même que sa supériorité sur l'ancienne médecine. Ce n'est point par une sèche nomenclature des documens qui militent pour ou contre que M. le docteur Rucco établit sa démonstration, mais bien par de nouveaux apophthegmes thérapeutiques, appuyés sur les faits recueillis dans sa pratique, corroborés par l'examen des théories connues et par l'autorité des hommes les plus éclairés. Il répand un large et vivifiant rayon lumineux sur toutes les parties de l'art de guérir; ce rayon purifie, met en son véritable jour les différens modes adoptés, détruit ce qu'ils ont d'impur, ramène vers le grand but proposé ce qu'ils ont de bon, et place la science sur la véritable voie du progrès, celle qui doit conduire à l'unité de la médecine pratique.

D'après ce court exposé, l'on sent que le livre que nous annonçons, doit être lu, médité par tous les médecins, il intéresse également l'homme du monde et l'étudiant, le savant et le pharmacien. Nous l'offrons donc au public en toute confiance.

La souscription est ouverte. L'ouvrage coûtera six francs porté au domicile de chaque souscripteur. On ne paie rien à l'avance, mais seulement en recevant le livre, lequel formera un volume in-8, de 400 pages environ.

On souscrit chez l'éditeur, Librairie ancienne et moderne de P. J. LANGLOIS, rue des Grès-Sorbonne, 10.

RÉFORME

DE

L'ART DE GUÉRIR

Commandée par l'expérience et l'observation pratique,

PAR

LE DOCTEUR RUCCO,

Membre du Collége royal des médecins de Londres, et de plusieurs
Universités et Sociétés médicales de l'Europe et de l'Amérique,
ex-professeur d'anatomie et de physiologie comparées au
Collége royal de médecine et chirurgie de Naples, auteur
de plusieurs ouvrages de médecine, etc.

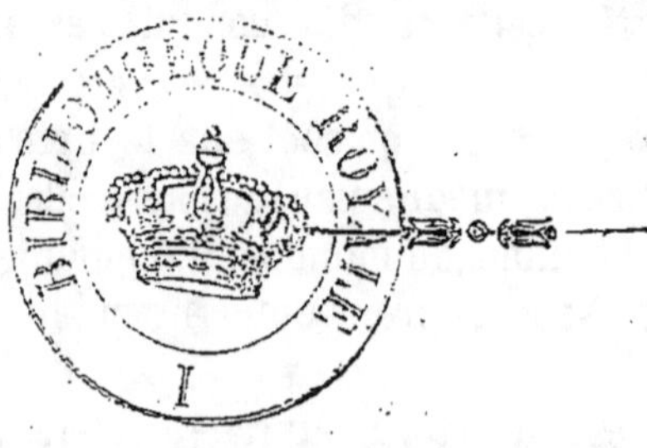

PARIS.

CHEZ M. P. J. LANGLOIS, RUE DES GRÈS-SORBONNE, 10.

1842.

Amicus Plato, amicus Socrates, sed magis amica veritas.

(Cɪc.)

Arti tantæ, nemo seorsim satis.

(Hɪᴘᴘ.)

Si, pour la conservation de la famille humaine, le but de la Nature est UN ; si, comme il n'existe qu'une ligne droite, la science médicale est UNE, pourquoi les praticiens ne voudraient-ils pas en suivre tous la même règle de direction ?

Imprimerie de Mme ᴅᴇ Lᴀᴄᴏᴍʙᴇ,
rue d'Enghien, 12.

INTRODUCTION.

Le lecteur bienveillant qui, d'un œil attentif,
a suivi le traitement des maladies d'après les méthodes si variées, si opposées les unes aux autres,
qui se sont succédé dans les diverses écoles médicales de l'Europe, et qu'il a vues jusqu'à ce jour
enseignées et adoptées par des praticiens distingués, sera peut-être bien aise d'apprendre si nous
avons écrit ce livre dans le sens d'Hippocrate,
ou selon le système de Sydenham, de Cullen, ou
de Brown, ou bien si nous marchons sur les tra-
ces de la nouvelle doctrine italienne, de la médecine physiologique de Broussais, ou de l'homéopathie de Hahnemann.

La vérité est que, animé du désir ardent
d'opérer quelque bien, et fixant à notre tour,
comme tant d'autres médecins pleins de zèle, le

véritable but de la science, c'est-à-dire, son déve-
loppement et son accroissement progressif, nous
nous sommes affranchi de tout lien scolastique,
de tout lien d'amitié ou de rapport, nous sommes
entré de préférence dans la voie de l'expérience
pure; nous avons puisé à cette source certaine,
elle nous a fourni les *faits* remarqués chez l'homme sain, et confirmés au lit des malades par l'observation pratique. En suivant cette route, nous
avons évité les écarts inséparables des conjectu-
res et des controverses; puisqu'en examinant cha-
cune des méthodes reçues, nous n'avons pas eu
d'autre but que celui d'en démontrer, de la manière la plus évidente, l'utilité ou bien l'insuffi-
sance. Nous respectons toutes les vérités légiti-
mées par l'expérience et par le temps, quelles que
soient les contrées ou les nations chez lesquelles
elles ont été d'abord découvertes ou reconnues,
quel que soit le siècle ou l'époque où elles ont été
aperçues et produites au grand jour pour la pre-
mière fois; mais du moment que l'utilité s'est
manifestée, nous l'avons adoptée franchement.

En effet, qu'un médecin sans esprit de système
ou de parti, guérisse, par exemple, un malade
d'une fièvre intermittente en lui administrant, selon les règles de l'art, quatre, six, ou un plus
grand nombre de grains de sulfate de quinine,
d'après l'ancienne méthode, ou bien une quatre-
millionième partie de goutte primitive de la tein-
ture de quinquina, comme le prescrivent les

règles de l'homéopathie, pour nous le résultat demeure toujours le même, quoiqu'il y ait divergence dans le point de départ.

Il n'est donc point convenable de rejeter, sans distinction aucune, toutes les différentes parties d'un système, d'un ouvrage ou d'un corps de doctrine médical, lorsque le tout, considéré dans son ensemble, n'est pas entièrement dépourvu de connaissances utiles, et qu'il ne pèche pas dans son étendue, bien qu'il offre en divers points certaines imperfections partielles ; car lorsqu'on attaque et renverse, sans nécessité absolue, la théorie, la pratique, les doctrines établies par les autres, il en résulte deux inconvéniens graves, l'on force, d'une part, les médecins à recommencer leurs études d'un bout à l'autre, et à renoncer (tacitement du moins), aux connaissances qu'ils ont chèrement acquises, ce qui met des entraves à la tendance naturelle de l'esprit humain. De l'autre part, on oblige la science à demeurer dans une sorte d'incertitude perpétuelle, et par conséquent à rester stationnaire.

Nous avons un exemple frappant des conséquences funestes de ce manque de jugement, tout-à-fait répréhensible dans le plan adopté par Brown, auteur du système de l'excitabilité. Il se proposa tout d'abord de renverser de fond en comble la médecine pratique de ses prédécesseurs, il fit tout ce qui dépendait de lui pour y parvenir, et il crut avoir jeté les bases inébranlables de la

 INTRODUCTION.

théorie et de la pratique médicales ; quand tout-
à-coup surgirent d'autres novateurs qui minèrent
son édifice, et en renversèrent jusqu'aux parties
les plus intimes.

Si, dans ce moment, les médecins animés d'un
zèle pur pour l'avancement de la science, eussent
courageusement et spontanément mis la main à
l'œuvre pour arriver au but, grand et noble, au-
quel devraient tendre sans cesse tous les travaux
particuliers, toutes les volontés individuelles ; si
tous se fussent appliqués à ajouter des vérités
nouvelles et positives à celles dont leurs devan-
ciers nous ont enrichis ; s'ils eussent imprimé à
leurs pensées et à leurs écrits la même direction ;
s'ils eussent eu pour point de mire dans l'emploi
de leurs talens, de leurs découvertes et de leurs
doctes veilles, ce centre commun du bien géné-
ral, le génie de l'homme contemplerait aujour-
d'hui avec orgueil et joie l'édifice médical, dont
ils auraient fait un monument impérissable, sur
lequel chaque année toutes les nations et toutes
les écoles apporteraient leur tribut. Nous aurions,
en un mot, un corps de doctrine complètement
à l'abri des vicissitudes du temps et des caprices
des sectaires et des empiriques.

Pénétré comme nous le sommes de l'importance, disons mieux, de l'urgente nécessité d'une
semblable détermination, nous croyons obéir à
l'influence de la saine raison, en nous proposant
d'examiner sous toutes leurs faces, dans ce mo-

deste ouvrage, les doctrines médicales les plus remarquables de toutes les écoles et de tous les âges,
d'en extraire, suivant la méthode médico-éclecti-
que, les vérités reposant sur des faits, de rejeter,
comme nous y sommes obligé, les hypothèses, et
même certaines maximes de pratique, lesquelles,
ainsi que nous le verrons, n'ont pas répondu
jusqu'à présent à l'attente de médecins savans et
distingués, ni aux exigences de nos propres observations, de nos recherches et de nos expériences.

En conséquence, écrivant, ainsi que le pres-
crit la logique médicale, sur des faits acquis, en-
chaînés les uns aux autres, confirmés par le temps
et l'expérience, il nous est sans doute permis
d'espérer qu'il résultera une utilité réelle du plan,
dont l'adoption nous a paru philosophique. Nous
désirons appeler vivement l'attention des médecins sur l'avantage qu'il y aurait à sortir du système ordinaire des traitemens divers et opposés
les uns aux autres, à l'effet d'entrer franchement
dans une voie plus rationnelle, pour fonder une
pratique uniforme, dont toutes les parties s'har-
moniseraient entre elles, et qui serait basée sur
des principes de la plus haute portée, et aussi stables que la vérité elle-même.

Ce système pratique, produit direct et légitime
de la plus docte investigation, ne saurait man-
quer d'avoir le double avantage de convenir à
l'état actuel de la science, et en même temps d'ob-

tenir en sa faveur, ainsi que nous l'espérons, les suffrages universels.

La nouvelle méthode pratique approuvée, j'allais dire créée par tous les médecins, ferait cesser, avec les idées spéculatives de l'art de guérir, la divergence des opinions, et les difficultés les plus visibles, qui, de tout temps, ont entretenu les préjugés ou les passions des ennemis de la science médicale, en leur fournissant matière à sarcasmes, reproches d'inconséquences, dédains, propos dérisoires, d'où le plus souvent est résultée, pour la plupart des hommes, une sorte d'incrédulité dans les ressources qu'elle offre à l'humanité souffrante.

Toutes les fois que la vue des médecins véritablement pénétrés de la sainteté de leurs fonctions s'est dirigée vers le même but, il y a eu avancement progressif du grand art de guérir; tant il est vrai que la communauté des efforts ne peut que tendre nécessairement au besoin d'établir l'identité des principes. Qu'y aurait-il donc d'étrange ou de bizarre dans la pensée que l'on s'efforcerait de réaliser, dans le but louable de porter les médecins à partir du même point, et de concourir, à frais communs de travaux et de recherches, à fonder sur les bases solides de l'expérience pure une pratique stable et uniforme ? l'identité du but et la conformité des intentions et des recherches n'amèneraient-elles pas une conformité plus ou moins grande dans les idées et les connaissances, et même l'identité des matériaux formés, pour ainsi dire, sur le même type ou modèle ?

Puisque tous les médecins du monde louent l'efficacité du quinquina dans les fièvres intermittentes qui affligent les pays marécageux, le soufre dans les maladies cutanées, auxquelles sont particulièrement sujets ceux qui manient sans cesse les laines; si le mercure est universellement adopté dans les cas syphilitiques, etc., pourquoi ne tomberait-on pas d'accord sur d'autres points de la médecine pratique, lorsque ceux-ci seraient également constatés par l'expérience ?

Ne savons-nous pas que les médecins, nos contemporains, du moins ceux qui sont estimés les plus zélés, sans s'être positivement entendus entre eux, s'acheminent déjà tous vers la même route. Une certaine conformité d'idées, et cette remarque chacun peut la faire, les pousse généralement vers les découvertes heureuses et les grandes vérités. Outre cela, l'esprit d'association sollicité depuis les temps de la renaissance par les assemblées littéraires médicales, concourt également de son côté à produire les mêmes résultats, par la raison qu'alors que plusieurs hommes de science confèrent ensemble, il naît toujours de leurs relations intimes le rapprochement des idées, qui, à leur tour, donne lieu à une espèce de circulation de connaissances et de vérités homogènes, laquelle ressemble au *commercium mentis et rerum* du grand Bacon de Verulame.

En somme, l'uniformité du savoir en médecine est dans la nature elle-même, et ne dépend que d'un simple acte de volonté, celui de faire cause commune; cet acte, qu'assurément l'on ne saurait contester aux médecins le droit de faire, est encore suggéré par le progrès de la philosophie médicale qui distingue notre siècle.

Autrement, sans l'adoption de principes uniformes et stables, la pratique en médecine ne se débarrassera jamais des entraves qui la retiennent dans l'imperfection d'un art conjectural, et les hommes qui s'y dévouent, continueront de la même manière à se diviser en partis et en sectes diverses. De telle sorte, que l'on sera toujours, comme par le passé, dans la dure nécessité de suivre, près du lit des malades, l'ancienne méthode, laquelle date de deux mille trois cents ans, et remonte à Hippocrate et à son école. Il faut cependant avouer que certaines maximes de ce grand génie de l'antiquité ont vieilli, qu'elles se montrent en opposition flagrante avec l'état présent d'une science dont la route s'est prodigieusement élargie, et qu'elles ne conviennent plus au caractère moral et physique des peuples régénérés par la civilisation, par la nature et les progrès de leurs institutions.

D'un autre côté, personne ne niera maintenant combien serait énorme le tort de se livrer aveuglément à l'application de principes abstraits, le plus souvent offerts à l'oisive routine par une imagination rêveuse, quand ils ne sont pas le fruit d'une réminiscence plus ou moins vague d'un système médical déjà connu, et depuis long-temps abandonné. En effet, l'expérience de chaque jour, et les investigations des hommes qui méditent, ne viennent-elles pas à tout instant protester contre cette marche rétrograde. Et n'est-il pas de la nature humaine de voir des opinions, des systèmes, des méthodes surgir le matin, se faire jour à force de bruit et de mouvement, jeter un certain éclat, et le soir même perdre de leurs forces, décroître, tomber et s'évanouir dans l'ombre de l'oubli. Ils se succèdent les uns aux autres dans un espace de temps infiniment minime, et poussés l'un par l'autre, ils s'effacent comme les modes, comme les ouvrages de fantaisie, comme toutes les autres frivolités. Cette comparaison est pénible, mais, on ne peut le nier, elle est vraie; remarquez, en effet, qu'ici comme en tout, l'on revient constamment au point d'où l'on était parti, quelquefois un ou plusieurs siècles auparavant; il faut de nouveau recourir à la pierre de touche de la médecine d'observation, c'est-à-dire, à la médecine expérimentale, la seule qui puisse créer des succès permanens, lorsqu'on la cultive dans le sens de la pure nature; car de la nature seule elle reçoit son caractère scientifique et pratique.

Or, c'est précisément pour donner, s'il se peut, la vraie direction à la médecine pratique, basée sur les expériences faites concurremment par les médecins, et sur la réunion de leurs investigations, que notre travail est composé; c'est le seul moyen que nous ayons de sortir enfin des routes tortueuses et fausses dans lesquelles nous sommes engagés.

Pour avancer avec ordre, afin que le lecteur puisse juger par lui-même des imperfections de la médecine pratique ordinaire, nous nous sommes efforcé d'examiner, l'un après l'autre, les divers modes de traiter les maladies, et qui ont prévalu jusqu'à ce jour, en partant de l'examen de la base fausse, de raisonner *à priori* en médecine, et en terminant par l'exposition succincte de la doctrine homéopathique, laquelle n'est pas encore généralement connue, quoiqu'elle promette des avantages remarquables aux médecins jaloux de voir prospérer l'art qu'ils professent.

Nous allons donc faire connaître, non seulement le caractère distinctif de chaque manière d'exercer la médecine, les bases sur lesquelles elle s'appuie, mais nous saisirons encore l'occasion d'entrer dans divers développemens intéressans, sur les médecins avoués comme sommités du génie et du mérite, sans toutefois nous départir aucunement du principe de ne reproduire comme certaines, que les vérités établies en fait. Les vérités incontestables sont sœurs, elles se recherchent, se joignent, s'accordent, jettent l'une sur l'autre une clarté réciproque, elles se tiennent étroitement liées en faisceau sous la même devise, quoique professées et enseignées par des hommes de nations diverses, et appartenant à des époques plus ou moins éloignées.

Ainsi, nous arriverons au jour où il n'y aura plus de divergence inconciliable parmi les médecins, causée par la dissemblance des études, de l'enseignement et du savoir; nous ne serons plus parqués dans les limites étroites d'une nation ou d'une époque, toutes les traditions et les doctrines médicales une fois réduites en code de faits recueillis à la clarté de l'expérience pure, deviendront, ainsi que cela doit être, la propriété commune à tous les médecins : les époques ainsi rapprochées, chacun croira avoir vécu au temps d'Hippocrate, et s'être successivement nourri du fruit des observations et de l'expérience des plus célèbres médecins, qui, dans les siècles écoulés, se sont distingués dans notre noble carrière.

De cette philosophie médicale qui mène directement à la diffusion des lumières, peut et doit résulter la chute de l'empirisme grossier et décevant, si peu compatible avec ce que doit aux autres et à soi-même tout homme qui se respecte, et si peu digne de s'allier avec le caractère de celui qui se voue à l'exercice de cet art aussi généreux qu'utile, et qui ne peut que le faire dévier de la ligne de conduite suivie rigoureusement par tout véritable médecin.

Et admettant (ce que nous avons peine à croire),

que l'amour de la science, et le pur intérêt de se
rendre utile à la grande famille du genre humain,
sentimens que nous croyons inhérens à toutes les
âmes élevées et généreuses, ne parviendraient
point de suite à vaincre entièrement la répu-
gnance de certains médecins à faire cause commune pour l'avancement et la splendeur de leur
art, nous n'en penserions pas moins que nos intentions désintéressées et bienveillantes nous
mériteraient l'approbation de l'humanité souffrante; nous n'en serions pas moins persuadé que
nos vues sont justes et notre but louable, puisque
nous n'en avons pas d'autres que ceux d'être
utiles à nos semblables, nos amis et nos frères.

Voilà tout ce que nous nous proposons en pu-
bliant cet ouvrage, c'est cette vive espérance qui
nous flatte, qui nous soutient, qui nous détermine
à nous imposer une tâche aussi laborieuse, et qui
nous porte à surmonter tous les obstacles dont
notre entreprise est hérissée, pour livrer enfin au
public L'UNITÉ DE LA PRATIQUE EN MÉDECINE.

Nous ne nous sommes point laissé intimider
par les difficultés de tout genre que nous présen-
teront les incertitudes et les règles inexactes de
l'ancienne médecine, nous avons osé sonder les
axiômes du présent et du passé pour réunir en un
seul faisceau l'essence des grandes pensées, et
des systèmes de tant d'illustres médecins, d'écoles pour la plupart différentes, et professant des
maximes diverses et souvent opposées; nous avons

cru le moment opportun, nous avons tenté l'entreprise sans trop nous inquiéter du travail qu'elle nous donnerait, des efforts qu'elle exigerait de nous, nous avons vu le but, nous avons cherché à l'atteindre, on nous saura sans doute gré de l'avoir tenté : si plus tard un autre va plus loin que nous, nous aurons au moins la satisfaction de lui avoir ouvert la route.

Disons encore, avant de finir, que si les plus célèbres écoles de médecine se rencontrent déjà sur plusieurs points essentiels de la pratique, comme, par exemple, sur l'admission du principe, parmi tant d'autres, qui considère l'irritation ou l'inflammation comme base ou condition pathologique de la majeure partie, pour ne pas dire de toutes les maladies (curables, d'après ce principe, avec la même méthode antiphlogistique), nous pouvons espérer que notre humble et modeste travail, dont l'objet est de montrer, s'il n'enseigne rien au-delà, le chemin qui conduit à l'unité d'axiômes et de pratique, obtiendra, d'une part, le suffrage des médecins éclairés, et de l'autre, l'encouragement que le public instruit accorde de nos jours aux auteurs, dont les intentions sont bonnes et pures, et qui lui font hommage du fruit, quel qu'il soit, de leurs veilles et de leurs laborieuses recherches, observations et expériences.